NOTES

ET

OBSERVATIONS CLINIQUES

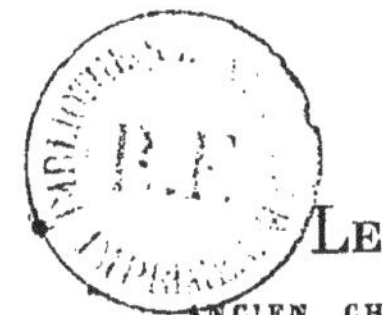

PAR

LE Dr A. BOISSARD

ANCIEN CHEF DE CLINIQUE D'ACCOUCHEMENTS

ACCOUCHEUR DES HOPITAUX

1° DE L'ÉTAT DE LA MENSTRUATION CHEZ LES FEMMES QUI ALLAITENT

2° DES ENFONCEMENTS ET DES FRACTURES PRODUITS SUR LE CRANE DU FŒTUS PENDANT L'ACCOUCHEMENT

Si notre pensée est bonne, on en profite ; mauvaise, on la corrige et on en profite encore.

P.-L. COURIER.

PARIS

ASSELIN ET HOUZEAU

LIBRAIRES DE LA FACULTÉ DE MÉDECINE

Et de la Société centrale de Médecine vétérinaire.

PLACE DE L'ÉCOLE-DE-MÉDECINE

—

1892

NOTES

ET

OBSERVATIONS CLINIQUES

PREMIÈRE PARTIE

DE L'ÉTAT DE LA MENSTRUATION CHEZ LES FEMMES QUI ALLAITENT.

La femme accouchée se trouve dans des conditions physiologiques particulières et différentes suivant qu'elle nourrit ou qu'elle ne nourrit point ; continuant en quelque sorte la phase ultime de la fonction de la reproduction, elle présente dans les cas où elle nourrit des modifications physiologiques qui impriment à son organisme un cachet spécial.

Le *post-partum*, en effet, dans ces conditions, est caractérisé au point de vue physiologique par le fonctionnement de la sécrétion lactée, par la disparition de la ponte ovulaire et du flux menstruel qui l'accompagne ; il semble en effet naturel qu'une nouvelle fécondation ne se reproduise pas tant que l'enfant n'a point son existence assurée en dehors de la lactation ; il existe cependant des exceptions à ce double état; on voit en effet quelques femmes non réglées devenir enceintes alors qu'elles nourrissent, preuve que l'ovulation se produit (1); on en voit enfin d'autres chez lesquelles la *menstruation se rétablit et se continue pendant toute la période de l'allaitement*; c'est de cette dernière catégorie de femmes dont nous voulons parler, désirant éclaircir quelques points particuliers sur ce sujet en rapportant nos observations prises dans notre clientèle privée.

Il faut, en effet, pour arriver à un résultat de quelque importance et de quelque valeur, pouvoir suivre ces femmes tant que dure l'allaitement, et ne pas se contenter des renseignements que peut fournir l'interrogatoire; c'est, en effet, en procédant de la sorte que les auteurs, qui se sont occupés du sujet que nous traitons, sont arrivés à des résultats contradictoires, et qui manquent de précision scientifique.

Ne voulant donc tenir aucun compte des renseignements fournis par les femmes sur l'état de la menstruation pendent la période de leurs accouchements antérieurs, nous avons exclusivement noté cet état chez 15 *femmes observées de suite*, dans une *série continue* à partir du moment où notre intention était d'étudier cette question; ayant pris ainsi au hasard une série portant sur 15 femmes accouchant successivement dans une seule période déterminée, on ne pourra nous accuser de n'avoir signalé que des cas particuliers ou choisis, puisque nous donnons l'état de la menstruation chez 15 mères nourrices observées à la suite les unes des autres, de façon à ne former qu'une même série ininterrompue.

Notre but, en poursuivant cette étude, est de chercher

(1) *De la conception dans l'aménorrhée*, par André Petit. Thèse, 1838.

à établir *la proportion* de femmes réglées sur un nombre déterminé de *mères allaitant* leur enfant, et donnant *exclusivement* le sein; nos recherches n'ont en aucune façon porté sur les nourrices mercenaires qui mettent tout en œuvre pour cacher le retour de leurs règles pendant qu'elles allaitent; en outre, chez ces nourrices, accouchées depuis un temps variable, plus ou moins éloigné, il est impossible de savoir quel était l'état de la menstruation depuis l'accouchement jusqu'au moment où elles prennent un nourrisson.

Ce fait est tellement vrai que, sur 20 nourrices désirant se placer et interrogées par nous dans un bureau, 18 ont répondu ne jamais avoir eu leurs règles pendant tout le temps qu'elles nourrissaient, et deux avouaient avoir eu leur retour de couches à partir du 6e au 7e mois; il y a là plus qu'une exagération, il y a une erreur.

Nos recherches personnelles, en effet, sont loin de confirmer ces idées; c'est en procédant ainsi par interrogation que la plupart des auteurs affirment que, dans l'*immense majorité des cas*, l'allaitement pendant les neuf ou dix premiers mois qui succèdent à la parturition n'est point accompagné de la menstruation; il semble pour eux que ces deux fonctions, allaitement et menstruation, soient incompatibles; *au delà de la première année* seulement, disent-ils, la menstruation *tendrait à se rétablir*.

Nous lisons en effet, dans la thèse du Dr Poirier (1): « Il » est *rare* que la menstruation se rétablisse dès le début » chez une femme qui allaite; l'on voit le plus souvent » cette fonction ne réapparaître qu'à une période déjà » avancée de l'allaitement, lorsque la sécrétion du lait *a*

(1) Poirier, Thèse de 1890 : *Des nourrices enceintes*.

» *déjà commencé à diminuer*, et que les glandes mammaires » ont perdu une partie de leur activité fonctionnelle; il » semble donc que certaines femmes ne commencent à être » réglées que lorsqu'elles sont *déjà mauvaises nourrices.* »

Nos recherches sont en contradiction avec cette manière de voir; nous pensons qu'il y a lieu d'établir des distinctions, de faire des catégories, et qu'il faut tenir compte de l'âge de la femme, de la régularité dans le retour des règles, de la primi ou multiparité, etc., nous ne croyons pas que les mères ne commencent à être réglées que lorsqu'elles sont déjà mauvaises nourrices; nous espérons démontrer au contraire que, si elles commencent à devenir mauvaises nourrices, c'est parce qu'elles sont *régulièrement* réglées, et quand nous disons mauvaises nourrices, nous devrions dire plutôt nourrices fatiguées, surmenées par la coexistence et la persistance d'un double phénomène physiologique, à savoir : l'allaitement et la menstruation.

Après avoir rapporté quelques statistiques puisées dans les auteurs qui ont traité ce sujet, particulièrement celles de Raciborski, Seux, Faye, Puech, Mayer, nous mettrons en regard des chiffres donnés par ces auteurs nos propres résultats, cherchant à établir l'époque de la réapparition des règles chez les femmes qui allaitent; nos recherches n'ont porté que sur les six premiers mois qui ont suivi l'accouchement de nos clientes, et cela pour deux raisons qui sont les suivantes : d'abord il est difficile d'observer pendant plus de six mois un nombre suffisant de femmes, ensuite, passé cette époque, beaucoup de femmes commencent à donner un peu de lait à leur enfant ; or on sait qu'en général plus les femmes donnent abondamment à téter moins elles ont de chances de voir leurs règles, et qu'il suffit de diminuer le nombre des tétées, remplacées par du lait, pour voir les règles apparaître.

Nous ne rapporterons donc que les observations de femmes nourrissant *exclusivement* au sein, pendant les six premiers mois.

Nos recherches ont porté sur 10 primipares et 5 multipares ; cette distinction est très importante, car nous pouvons dire dès maintenant que *les primipares* sont plus exposées à avoir leurs règles à un moment donné de l'allaitement que les multipares ; elles y sont d'autant plus exposées qu'elles sont *plus jeunes* ; notre maître, le professeur Pinard nous a fait remarquer que l'ovulation chez la femme qui allaite est d'autant plus rare que le nombre des enfants augmente.

Il est assez difficile de s'entendre quand on parle de nourrices réglées, car certaines femmes peuvent perdre seulement une ou deux fois un peu de sang, tandis que d'autres peuvent en perdre pendant plusieurs jours, une seule fois seulement, ou plusieurs fois à des époques irrégulières ; il faut donc tenir compte, quand on parle de nourrices réglées, de deux facteurs importants qui sont la régularité ou périodicité et la quantité de sang perdu.

Pour arriver à ce résultat, nous avons cru devoir diviser les femmes qui allaitent en trois catégories :

1° Nourrices qui allaitent exclusivement au sein pendant les six premiers mois et qui ne voient jamais leurs règles ;

2° Nourrices qui allaitent exclusivement au sein pendant les six premiers mois et qui voient leurs règles irrégulièrement ;

3° Nourrices qui allaitent exclusivement au sein pendant les six premiers mois et qui voient régulièrement leurs règles depuis l'époque de leur première apparition.

Nous avons ensuite cherché à établir quelle était, chez les femmes soumises à notre observation, la date de la première apparition des règles après l'accouchement.

Poussant enfin plus loin nos recherches, nous nous sommes demandé :

1° Si le lait des nourrices réglées subissait des modifications ou des altérations ;

2° Si la santé des nourrices réglées subissait des modifications ou des altérations ;

3° Si la santé des enfants allaités par une nourrice réglée présentait quelques perturbations apportant entrave à leur développement régulier ;

4° Quelle doit être la conduite de l'accoucheur lorsqu'il se trouve en présence d'une nourrice réglée ?

Statistiques rapportées par quelques auteurs.

Ce n'est le plus souvent qu'incidemment et rapidement que les auteurs abordent le sujet qui nous occupe ; peu d'entre eux ont cherché à établir à quelle époque se faisait la première apparition des règles chez les femmes qui allaitent, et à relever la proportion de femmes nourrissant qui sont réglées ; ils se contentent de dire que le *plus souvent*, ou dans la *grande majorité des cas*, les nourrices ne *voient pas leurs règles* pendant les neuf ou dix premiers mois de l'allaitement.

Nous rapporterons seulement ici les statistiques données par Seux (1), Mayer (2), Faye, Puech et Brière de

(1) *Bulletin de la Société nationale de Marseille*, 1867-68.

(2) *Beiträge zür Geburtsh. und Gynaec.*, t. II, fasc. 2. Berlin, 1873.

Boismont; on va voir combien les résultats auxquels sont arrivés ces auteurs diffèrent.

Seux a fait porter ses recherches sur 29 femmes; sur ces 29 femmes, 19 eurent leur retour de couches seulement après la cessation complète de l'allaitement, 10 virent leurs règles pendant l'allaitement, ce qui donne à peu près une femme sur trois ayant ses règles pendant l'allaitement; malheureusement, Seux ne nous dit pas à quelle époque les 19 femmes ont cessé l'allaitement, de même, il ne nous fait pas savoir quelle fut la durée de l'allaitement chez les 10 femmes qui virent leurs règles tout en nourrissant; Depaul croit même que, pour arriver à cette proportion de 1/3, Seux a dû considérer comme femmes réglées toutes celles qui perdaient de loin en loin et irrégulièrement un peu de sang.

Faye (de Christiana) *a interrogé* 1327 femmes; nous avons déjà dit combien les résultats fournis par l'interrogatoire nous paraissaient défectueux; sur ces 1327 femmes, 125 furent réglées pendant l'allaitement, ce qui constitue une proportion de 10,6 pour 100 femmes menstruées pendant l'allaitement; Depaul et Guéniot sont arrivés à peu près aux mêmes résultats.

Mayer est arrivé aux résultats suivants, pour 100 femmes allaitant :

25,6 ont été réglées six semaines après l'accouchement;

20,4 ont été réglées de la 6e semaine à la douzième;

34,8 ont été réglées de la 12e semaine à l'année, c'est-à-dire que 80,8 p. 100 ont eu leurs règles dans l'année de l'allaitement, et que 26 p. 100 ont vu leurs règles dans les trois mois qui suivirent l'accouchement, à peu près 1/4;

comme on le voit, Mayer arrive aux mêmes résultats que Seux.

Brière de Boismont (1) affirme, que dans l'immense majorité des cas, les règles sont supprimées pendant l'allaitement, elles peuvent cependant se montrer dans quelques circonstance.

Sans *parler du nombre de femmes observées par lui*, il note que 27 femmes ont présenté des anomalies de ce genre.

La menstruation avait reparu :

2 fois après	6 semaines	d'allaitement.
4 —	4 mois	—
1 —	5 —	—
3 —	7 —	—
1 —	8 —	—

Dans douze cas, les règles eurent lieu pendant toute la durée de l'allaitement; dans les quatre autres cas, les règles se montrèrent dans le cours de l'allaitement, mais d'une façon irrégulière.

Puech, qui s'est étendu assez longuement sur ce sujet, donne les chiffres suivants que nous rapportons entièrement.

Sur 150 femmes examinées par lui, il a trouvé :

1 réglée après	1 mois et 10 jours.
2 réglées après	2 mois.
10 —	3 —
8 —	4 —
10 —	5 —
11 —	6 —
12 —	7 —
12 —	8 —

(1) *Menstruation dans ses rapports physiol. et pathol.* Paris, 1842.

10 réglées après	....	9 mois.
14 —	....	10 —
10 —	....	11 —
11 —	....	12 —
39 —	....	13 —

c'est-à-dire que sur 150 femmes, 42 étaient réglées dans les six mois qui suivirent l'accouchement, ou à peu près le quart.

Résultats de nos recherches personnelles.

Comme il est difficile d'observer les femmes après les six mois qui suivent l'accouchement, comme le plus souvent après cette époque beaucoup de femmes commencent à donner un peu de lait à leurs enfants, nous avons cru préférable de ne rechercher l'état de la menstruation que sur les femmes nourrissant exclusivement au sein, pendant les six premiers mois qui suivirent l'accouchement.

Sur 15 femmes, nous avons trouvé :

4 femmes n'ayant jamais leurs règles pendant les six premiers mois de l'allaitement;

4 femmes ayant leurs règles irrégulièrement pendant les six premiers mois de l'allaitement ;

7 femmes ayant leurs règles régulièrement pendant les six premiers mois de l'allaitement.

C'est-à-dire que, dans près de la moitié des cas, les femmes ont été régulièrement réglées à une époque variable des six mois qui ont suivi l'accouchement; sur ces sept femmes régulièrement réglées, deux ont vu leurs règles se rétablir à la 6e semaine, trois à la 7e, deux après la dixième.

Nous verrons plus loin quel a été l'état de santé des mères et des enfants, quelle a pu être la durée de l'allaitement dans ces conditions, mais nous voulons tout de suite faire ressortir la différence de nos résultats d'avec ceux généralement acceptés ; n'oublions pas cependant que Puech et Mayer donnent un quart ; Seux, un tiers.

D'après nos recherches, il ressort en outre que quatre femmes seulement sur 15 ne perdent pas de sang pendant les six premiers mois qui suivent l'accouchement.

Ces résultats nous ont surpris tout d'abord, et, pour les confirmer, nous nous proposons de continuer nos recherches et d'observer une nouvelle série de 15 femmes pendant les six premiers mois d'allaitement.

Nous devons dire maintenant de quelle façon, l'allaitement s'est effectué, quelle a été en un mot, la durée de l'allaitement chez ces 15 femmes, et examiner si le double fonctionnement des glandes mammaires et des ovaires a eu un retentissement sur la santé des mères ou des enfants.

Les quatre femmes qui *n'ont jamais eu leurs règles*, ni aucun écoulement sanguin pendant les six premiers mois qui ont suivi l'accouchement, ont pu nourrir leurs enfants exclusivement au sein jusqu'à une époque qui a varié entre dix et douze mois.

Les quatre femmes qui ont vu *leurs règles irrègulièrement* ont pu continuer l'allaitement jusqu'au 6e ou 7e mois, mais ont dû, à cette époque, en raison de fatigues manifestes, donner du lait à leurs enfants ; ce n'est *nullement pour céder à des prières*, ou aller au-devant de désirs qui, du reste, ne nous étaient pas exprimés, que nous avons prescrit l'usage du lait de vache chez ces enfants qui, régulièrement pesés tous les six ou huit jours, ne subissaient pas d'arrêt dans leur développement ou leur accroissement ; nous dirons même, pour justifier notre manière de faire, que nous sommes *partisan convaincu* de la *nécessité de l'allaitement maternel*, et que nos efforts tendent toujours à faire allaiter les enfants par leur mère, exclusivement au sein, pendant les huit ou dix premiers mois.

Dans ces quatre cas, c'est l'état de la mère et non celui des enfants qui motivait une pareille mesure : il en fut de même, mais avec des effets plus rapides et plus accentués, chez les sept femmes régulièrement réglées ; six durent, dès le 4e mois, ou avoir recours à une nourrice mercenaire ou donner du lait de vache ; une seule put continuer l'allaitement exclusif au sein jusqu'au 7e mois ; fait important à noter : chez ces femmes, l'allaitement au sein dut être suspendu ou modifié, non par suite de l'insuffisance du lait, mais par le fait de la fatigue, du surmenage et de l'amaigrissement des mères, appartenant cependant toutes à la classe favorisée de la société ; la quantité de lait prise par l'enfant, quantité dont on se rendait compte par les pesées des tétées, n'avait pas diminué ; mais si la santé des enfants ne laissait rien à désirer, il était loin d'en être de même pour les mères qui, toutes, d'une santé florissante avant leur accouchement, présentèrent, à partir du 4e mois, des signes manifestes de fatigue et de dépérissement général caractérisés par de la *perte de l'appétit*, de l'*amaigrissement*, de l'*insomnie* et de la *fréquence du pouls* ; nous attachons une importance considérable à ce syndrome clinique.

En somme, nous pouvons conclure de ces faits, observés nous le reconnaissons, en petit nombre, nous pouvons conclure, disons-nous, que les femmes qui sont *régulièrement réglées dans les six premiers mois* qui suivent l'accouchement sont de *bonnes nourrices* quant à la qualité et à la quantité de lait qu'elles fournissemt, mais qu'en raison d'une double cause de fatigue, elles sont dans la nécessité de renoncer rapidement (entre le 5e et le 7e mois) à l'allaitement exclusif au sein.

Ces femmes doivent être en effet très vigoureuses pour faire pendant un certain temps, les doubles frais d'un allaitement et d'une ponte ovulaire accompagnée d'hémorrhagie, mais elles ne tardent pas à être au-dessous d'une pareille dépense et sont obligées, pour retrouver l'équilibre de leur santé, de supprimer en partie ou en totalité la sécrétion lactée.

Nous disons donc que les nourrices régulièrement réglées sont de *bonnes nourrices*, contrairement à l'opinion générale qui voulait que l'absence des règles fût une des conditions d'une bonne lactation; le Dr Schlichter (note lue à la Société royale de Vienne) avait déjà du reste mis le fait en doute.

Nous ne dirons pas cependant que ces femmes sont les meilleures nourrices, comme d'aucuns l'ont prétendu, car elles ne peuvent *continuer longtemps l'allaitement exclusif au sein*: il est très rare qu'elles puissent le faire après avoir eu régulièrement leurs règles pendant quatre ou cinq mois.

Ce fait avait, du reste, été signalé en partie par Raciborski, qui divisait les nourrices réglées en deux catégories. La première comprenait les nourrices réglées par fatigue et qui ne tardent pas à présenter des signes d'épuisement et de dépérissement ; ces femmes réglées deviennent rapidement de mauvaises nourrices; nous croyons, nous, qu'elles sont mauvaises nourrices par l'altération générale de leur santé et non par insuffisance ou qualité défectueuse du lait. La deuxième catégorie de Raciborski comprenait les nourrices réglées par excès de vigueur de l'ovulation; ces femmes, dit Raciborski, restent bonnes nourrices. Nos observations confirment cette manière de voir; malheureusement, cet auteur n'indique pas la durée pendant laquelle elles restent bonnes nourrices, le temps pendant lequel ces femmes réglées régulièrement peuvent allaiter exclusivement au sein leurs enfants. C'est là un point important à éclaircir. Nous pensons que, dans ces conditions, *l'allaitement exclusif au sein* doit être *interrompu, dans l'intérêt de la mère*, entre le 5e et le 7e mois.

Gallard, comme Raciborski, est persuadé que les nourrices menstruées sont de très bonnes nourrices, sinon les meilleures; en effet, dit-il, le retour de la menstruation chez ces femmes indique qu'elles sont assez robustes et possèdent une constitution assez vigoureuse pour suffire à une double déperdition. Le fait est vrai; nous, nous n'avons observé qu'une *seule femme* assez vigoureuse pour supporter sans préjudice pour elle cette double déperdition pendant sept mois; les six autres femmes furent épuisées à partir du 4e mois; nous n'oserions donc pas, comme cet auteur, conseiller de prendre, de choisir de telles nourrices. Nos observations nous montrent qu'elles ne pourraient pas prolonger l'allaitement exclusif au sein pendant un temps suffisant. Une autre particularité intéressante à relever est la répétition, la reproduction de l'écoulement menstruel dans les accouchements suivants, et à une époque généralement rapprochée, voisine de celle où les règles s'étaient montrées pour la première fois après le premier accouchement. Hâtons-nous d'ajouter cependant que ces faits sont *exceptionnels;* le plus souvent les règles tarderont d'autant plus à se montrer pendant l'allaitement que la femme aura eu un plus grand nombre d'enfants ; c'est ainsi que nous observons deux femmes réglées dans le 3e mois qui a suivi le premier accouchement, qui n'ont eu leurs règles qu'après le 5e et le 6e mois qui ont suivi le deuxième accouchement.

Il reste encore un point que nous avons cherché à élucider par nos observations et par lequel nous terminerons cette étude ; ce point est relatif à l'état de santé des enfants allaités par des nourrices réglées.

Tous les auteurs se sont occupés de cette question ; toutes les mères, dirons-nous, s'en sont préoccupées ; on a cherché si le lait sécrété dans de telles conditions ne subissait pas des altérations capables de produire de fâcheux effets sur la santé des enfants.

On a dû pressentir notre réponse à cette question, puisque, dans les observations que nous avons rapportées, la santé des enfants ne fut jamais modifiée ni altérée. Nous dirons donc que, dans la grande majorité des cas, la menstruation chez les nourrices ne porte pas de préjudice au développement de l'enfant et n'amène point de trouble dans sa nutrition. Nous disons dans la grande majorité des cas, car il existe quelques cas spéciaux où des enfants, allaités par une nourrice réglée, ont présenté des accidents parfois graves, caractérisés par de l'amaigrissement et une diarrhée plus ou moins abondante. Nous avons observé un cas de ce genre, où l'enfant présenta deux fois de suite, à chaque époque menstruelle, une diarrhée cholériforme pour laquelle on dut recourir à une nourrice mercenaire ; les accidents cessèrent pour ne plus se montrer pendant le cours de ce nouvel allaitement.

On a essayé d'expliquer ces faits par les modifications

que subirait le lait chez les nourrices réglées; ces modifications, ces altérations existent-elles réellement? C'est probable; ce serait même certain, suivant beaucoup d'auteurs; mais il est bien difficile de trouver les raisons pour lesquelles, dans le plus grand nombre des cas, la santé des enfants ne subira aucune atteinte, tandis que, dans certains autres, elle sera plus ou moins fortement ébranlée.

Nous n'avons aucune fausse honte à avouer notre incompétence relativement aux modifications éprouvées par le lait chez les femmes au moment des règles.

Si quelques auteurs (1) ont noté la diminution sensible et constant de la lactine, d'autres, avec Raciborski, pensent que le lait des nourrices réglées ne diffère pas sensiblement du lait des nourrices non réglées; il est seulement moins riche en crème.

Voici, du reste, les conclusions de Raciborski :

1° Le lait des nourrices qui continuent à être menstruées ne diffère pas sensiblement, sous le rapport de ses qualités physiques, de sa réaction chimique et de son aspect microscopique, du lait des nourrices non réglées ; l'hémorrhagie menstruelle ne *paraît* pas davantage modifier notablement la nature du lait ;

2° La seule particularité que *semblent* présenter les nourrices réglées consiste en ce que leur lait *paraît* être généralement moins riche en crème, pendant la durée de l'évacuation menstruelle que dans l'intervalle des époques des règles ;

3° La continuation des règles chez une nourrice ne *semble* avoir aucune influence sur la santé des enfants ;

(1) Charles Marchand, *Annales de gynécologie*, 1874.

généralement ils ne se trouvent pas indisposés au moment du flux menstruel ;

4° Il ne nous *semblerait* pas raisonnable de refuser une nourrice par cette seule considération qu'elle continuerait à être menstruée, les nourrices réglées n'étant pas du tout (toutes choses égales, d'ailleurs) moins bonnes nourrices que celles qui ne sont pas menstruées.

On connaît notre opinion sur ce sujet. Pour nous, nous ne refuserions pas une nourrice *régulièrement réglée*, parce qu elle serait moins bonne nourrice quant à la quantité et la qualité en lait, mais parce qu'elle se trouverait trop vite au dessous de sa tâche, et trop vite surmenée pour continuer l'allaitement exclusif au sein pendant un temps suffisant. Pour Depaul, Guéniot, Delore, au contraire, les nourrices réellement menstruées deviennent en général bientôt de mauvaises nourrices ; au moment de l'apparition des règles, dit Delore, *on voit le lait changer de qualité?* devenir séreux et prendre une teinte bleuâtre ; l'enfant qui précédemment était gai et dispos devient triste, ses traits s'altèrent, son teint perd sa fraîcheur, sa peau est brûlante, il crie à chaque instant, il a des coliques et des selles verdâtres ; pour notre part, nous croyons que ce tableau peint trop en noir la situation, qui est bien loin d'être aussi alarmante, car, dans les cas que nous avons observés, sauf une seule fois, l'enfant n'a ressenti aucun mauvais effet d'un allaitement fait par une nourrice réglée.

Quant aux analyses chimiques, si certains auteurs soutiennent que la proportion de caséine ne subit aucune diminution, d'autres (1), comme le démontre le tableau suivant, sont d'un avis opposé :

(1) Vernois et Becquerel, *Du lait chez la femme.*

PRINCIPES POUR 1000.	FEMMES NON RÉGLÉES.	FEMMES RÉGLÉES	
		PÉRIODE INTERCALAIRE.	PÉRIODE MENSTRUELLE.
Eau	889,51	886,44	882,42
Principes fixes	110,49	113,56	118,58
Caséine et matières extractives	**38,69**	**43,58**	**47,49**
Beurre	26,54	26,98	29,15
Sucre	43,88	41,68	40,49
Sels	1,38	1,32	1,45

Il n'est donc pas exact de dire que si l'on compare entre eux les résultats des analyses, on voit que les variations, avant, pendant et après la menstruation, ne sont pas aussi marquées que celles qui portent sur le lait pris à différentes heures de la journée dans les circonstances ordinaires.

En face d'opinions aussi contradictoires, soutenues par des observateurs également sagaces, il serait utile de pouvoir tirer quelques conclusions pratiques qui serviraient de guide dans les cas où l'on se trouverait en présence d'une nourrice régulièrement réglée. Disons, tout d'abord, qu'on ne peut avoir une ligne de conduite fixe et absolue.

Avant de prendre un parti dans de pareilles conditions, on devra tenir également compte de l'état de la mère et du nourrisson, mais c'est surtout la santé de la mère qui devra attirer l'attention, car nous savons que c'est elle qui est la première et la plus atteinte, sinon exclusivement; on pourra donc être obligé de recourir à l'allaitement mixte qui parfois sera suffisant, et permettra à la mère de continuer l'allaitement un temps plus ou moins prolongé, dans des conditions satisfaisantes ; malheureusement, il est toujours mauvais ou dangereux de donner du lait de vache à un enfant qui n'a pas six mois au moins; or, nous voulons indiquer le parti qu'on devra prendre lorsque la mère est régulièrement réglée dans les six premiers mois qui suivent l'accouchement; dans ces conditions, la mère épuisée ne pourra pas allaiter longtemps son enfant exclusivement au sein et l'on se verra forcé de réclamer le secours d'une nourrice mercenaire; les choses se sont ainsi passées cinq fois sur les six mères que nous avons observées, et qui étaient régulièrement réglées; la sixième a pu continuer l'allaitement au sein jusqu'au huitième mois, époque à laquelle elle dut donner à son enfant du lait de vache trois fois par jour.

Bien entendu, si l'enfant d'une nourrice réglée régulièrement dépérissait ou était pris de diarrhée persistante ou abondante, comme cela peut s'observer, il faudrait sans hésitation prendre une autre nourrice, mais, répétons-le encore une fois, c'est beaucoup plus souvent l'état de santé de la mère qui nécessitera une pareille mesure.

Nous sommes persuadé, pour notre part, que les choses se passent fréquemment comme nous venons de le dire, et si ces notions ne sont pas encore généralement adoptées, cela tient à ce qu'il est difficile de suivre les accouchées régulièrement pendant six mois, que l'on n'est pas toujours consulté, et qu'un certain nombre de mères prennent elles-mêmes le parti de donner prématurément du lait à leurs enfants, comptant bien ingénument que le médecin ne s'apercevra pas d'une semblable modification apportée dans l'allaitement des nouveau-nés, et espérant que les choses iront au mieux pour elles et pour leurs enfants.

DEUXIÈME PARTIE

DES ENFONCEMENTS ET DES FRACTURES PRODUITS SUR LE CRANE DU FŒTUS PENDANT L'ACCOUCHEMENT.

Sans vouloir faire ici une étude complète des enfoncements et des fractures qu'on peut observer parfois sur le crâne des fœtus après l'accouchement, nous nous proposons d'examiner le mode de production de ces lésions, leurs caractères, leurs variétés et leur importance médico-légale.

Cette étude, basée sur trois faits que nous avons observés et dont la terminaison a été absolument différente chez les trois enfants, aura surtout pour but de rechercher si, en pareilles circonstances, le pronostic est aussi favorable que certains auteurs le prétendent, et s'il n'y a pas lieu, pour des *cas spéciaux* et *particuliers*, d'instituer une intervention active et capable de s'opposer aux suites parfois fatalement funestes que comportent de tels traumatismes. Il y a peut-être lieu, en effet, dans quelques circonstances, de ne pas compter sur la nature mais bien d'opérer ces enfants, c'est-à-dire de corriger, de redresser ces enfoncements accompagnés de fractures ; loin de nous la pensée de vouloir ériger cette *manière de faire en méthode* et de généraliser en quoi que ce soit, mais nous nous demandons, après avoir rapporté nos observations, si, en face d'une terminaison rapidement et absolument fatale, il ne vaut pas mieux donner à l'enfant une dernière chance de salut que de se croiser les bras. Pour nous, actuellement, la réponse n'est pas douteuse : il faut intervenir et faire disparaître les troubles cérébraux en faisant disparaître la compression exercée par l'enfoncement des os du crâne.

Les observations d'enfoncements et de fractures du crâne du fœtus, produits par l'accouchement, sont aujourd'hui assez nombreuses ; nous avons pu en recueillir plusieurs ; nous en rapporterons trois cas seulement, en raison de leur marche et de leur terminaison différentes ; nous croyons que, relativement au pronostic et à la thérapeutique, il y a des variantes considérables dans ces sortes de lésions : ces variantes sont plus en rapport avec l'étendue et la profondeur des enfoncements qu'avec leur siège, qui est pour ainsi dire constant ; elles nous expliquent dans quelle mesure il pourra être nécessaire d'intervenir pour remédier autant que possible, dans certains cas, à la gravité du pronostic.

Nous n'entendons parler ici que des enfoncements ou fractures qu'on peut appeler *spontanés*, par opposition aux enfoncements ou fractures qu'on peut appeler opératoires ou instrumentaux ; ceux-ci, du reste, sont exceptionnels et résultent d'une intervention mal conduite dans laquelle l'emploi de la force a été ou trop considérable ou mal dirigé.

Nous laissons en effet volontairement de côté les cas

où, *volontairement*, on brise, au moyen d'instruments spéciaux, le crâne du fœtus.

Les enfoncements ou fractures spontanés du crâne peuvent se produire soit dans un accouchement spontané, soit dans un accouchement artificiel, c'est-à-dire nécessitant une intervention, qui sera le forceps ou la version, mais, de toute façon, il est bien entendu que le forceps ne sera pas *cause directe de la lésion*; cette distinction est en effet fondamentale; dans les cas en effet où on produit de ces enfoncements ou de ces fractures opératoires par les cuillers des forceps, les lésions affectent un siège pour ainsi dire quelconque, mais toujours en rapport avec les points où s'est opérée la prise de l'instrument, où la force et la pression ont été les plus considérables; dans ces cas la multiplicité des lésions, leur siège en rapport constant avec les points où s'est effectuée la prise des cuillers ne laissent aucun doute dans l'esprit; on se trouve en face d'un traumatisme instrumental ; ce ne sont pas de ces cas dont nous voulons parler, mais bien de ceux où le traumatisme est spontané, c'est-à-dire reconnaît comme seule cause l'accouchement, que cet accouchement se soit terminé par les seules forces des contractions utérines, ou ait réclamé l'emploi du forceps ou de la version ; pour qu'un tel traumatisme se produise dans un accouchement spontané, il faut de toute nécessité que la tête fœtale subisse une pression, supporte une résistance ; cette pression, cette résistance sont représentées par les parties osseuses de la filière pelvi-génitale, par le promontoire, qui, propulsé dans l'intérieur de l'excavation, s'oppose à la descente de la tête fœtale ; ainsi arrêtée dans sa progression, elle est prise entre la force des contractions utérines qui la pressent plus ou moins énergiquement, et la résistance du bassin qui la fixe et l'arrête ; dans ces conditions, c'est-à-dire dans les cas où la tête est arrêtée par le bassin rétréci dans son diamètre antéro-postérieur, les choses vont se passer de la façon suivante : ou bien, par un mécanisme particulier aujourd'hui bien connu et bien étudié, l'accouchement finira par se faire spontanément, ou après l'emploi du forceps, ou bien l'accouchement sera impossible, le volume de la tête étant trop considérable par rapport aux dimensions offertes par le bassin, ou bien, enfin, la tête finira par passer, mais au prix d'une dépression, *d'un enfoncement*, accompagné ou non de fractures, qui portera sur une portion limitée de la sphère céphalique ; il se sera produit en quelque sorte une *réduction spontanée et limitée* du volume de la tête, réduction qui permettra l'expulsion du fœtus hors des parties génitales.

Il est bien difficile d'apprécier, de déterminer exactement les causes qui facilitent ou *favorisent* la production d'une pareille lésion, pourtant trois facteurs nous ont paru jouer un rôle prépondérant.

Ces trois facteurs sont les suivants :

1° Le degré et la forme du rétrécissement;

2° Le degré d'ossification présentée par la tête fætale;

3° L'emploi du forceps.

Il est bien évident que si le degré de rétrécissement du bassin est assez considérable pour s'opposer à tout engagement de la tête, l'enfoncement ou la fracture ne pourrait se produire ; c'est donc dans les cas de rétrécissement moyen du bassin, permettant un certain degré d'engagement de la tête, que la lésion pourra se produire; mais ce n'est pas tout, il faudra encore que la viciation pelvienne présente une configuration spéciale ; dans les trois cas que nous rapportons, le rétrécissement était *canaliculé*, c'est-à-dire que la face antérieure du sacrum offrait suivant une, deux ou trois vertèbres, une saillie faisant relief dans l'intérieur de l'excavation ; le sacrum, au lieu d'être concave était plat ou convexe même ; dans ce dernier cas, il y a un faux promontoire sacré qui, formant un angle, *une arête* pour ainsi dire dans l'excavation, favorise au plus haut point la production d'un enfoncement du crâne du fœtus.

Les résistances opposées par la tête fœtale sont absolument variables et bien difficiles à déterminer ; on peut dire cependant que la disposition des sutures constitue une des premières conditions de la résistance du crâne aux efforts et pressions qu'il supporte. Il faut ajouter la dure-mère (1), qui serait, dans une certaine mesure, un élément de protection du crâne, et surtout l'*élasticité* de la boîte cranienne, qui lui permet de supporter sans se briser un effort parfois considérable.

Victor Bruns (de Tubingue) a démontré que le crâne peut être comprimé dans une certaine mesure, sans se briser, avec une diminution notable de ses diamètres, et qu'il est assez élastique pour reprendre ses dimensions aussitôt que la pression a cessé.

Malheureusement, la notion exacte de la mesure de cette compression nous échappe ; jusqu'où cette compression peut-elle être portée sans être préjudiciable à la vie du fœtus? jusqu'où l'élasticité du crâne peut-elle être mise en jeu sans amener de traumatisme? voilà autant de questions qui attendent une réponse difficile à donner actuellement ;

(1) Félizet, *Recherches sur les fractures du crâne*. Paris, 1873.

nous dirons seulement que l'élasticité du crâne du fœtus est éminemment variable et plus considérable qu'on ne le croit généralement.

Le crâne du fœtus possède en effet une élasticité générale, totale et une élasticité propre, spéciale à chaque os qui compose la voûte ; ce sont les frontaux, les pariétaux, et la pointe de l'occiput qui possèdent au maximum cette élasticité propre. Si donc on ajoute à l'élasticité dont jouit le crâne du fœtus la *diminution* qu'il subit dans ses diamètres (rôle des sutures, des lames fibro-cartilagineuses), on voit dans quelle mesure peut varier la réduction de volume du crâne fœtal sans causer de traumatisme.

Théoriquement, les enfoncements observés sur le crâne des nouveau-nés ne devraient se produire que lorsque la réduction du volume de la tête, la mise en jeu de son élasticité ont atteint leur maximum, mais, en fait, dans la pratique, il n'en est point ainsi, et les enfoncements se produisent auparavant, car la mise en jeu de *l'élasticité totale* du crâne ne peut être obtenue avec l'emploi d'un forceps *à branches croisées, dépourvues elles-mêmes d'élasticité.*

On sait que l'élasticité, la réduction des diamètres du crâne fœtal sont d'autant moins marquées que l'ossification est plus accentuée ; on peut donc avancer que moins la tête du fœtus sera ossifiée, ou plus on pourra mettre en jeu son élasticité, moins l'enfoncement aura de chance de se produire ; en d'autres termes, le degré d'ossification rendra le crâne moins réductible, moins élastique et favorisera les enfoncements et les fractures ; cependant les choses ont une limite, et il ne faudrait pas croire, d'une façon absolue que plus l'ossification sera accentuée, plus l'enfoncement aura de chance de se produire car il faut alors faire intervenir la *résistance opposée* par l'os lui-même.

En fait c'est dans les cas d'ossification moyenne, alors surtout que l'élasticité est au minimum (tête serrée dans les branches de préhension du forceps) que les enfoncements ont le plus de chance de se produire; il y a enfin certains crânes de fœtus qui présentent une *insuffisance partielle* de l'ossification ou des *lacunes* dans la trame osseuse qui offre en ces points son minimum de résistance; une pression faible et localisée en cet endroit amènera fatalement un enfoncement; déjà Danyau (1) et Michaelis (2) avaient signalé cet état particulier de la trame osseuse du crâne du fœtus, et nous croyons, avec Myrbeck (3), que ce fait a une importance considérable; dans ces cas, le crâne présente par points une mollesse, une fragilité toute particulières qui donnent au doigt explorateur une *consistance parcheminée*; en appuyant un peu en ces points avec la pulpe digitale, on voit le crâne se déprimer pour reprendre sa forme dès qu'on cesse la pression, en faisant entendre parfois une crépitation, un crépitement tout particulier, pour peu que la pression soit un peu forte et persistante; on voit avec quelle facilité il se produira alors un enfoncement accompagné souvent de fractures.

Il est enfin une autre cause, que nous avons déjà signalée en passant, qui nous a paru favoriser la production des enfoncements du crâne; nous voulons parler de l'emploi

(1) Danyau, *Journal de Malgaigne*, t. I, 1843.
(2) Michaelis, *Das enge Becken*. Leipzig, 1851.
(3) Myrbeck, Thèse de *Strasbourg*, 1863.

du forceps. Danyau, dans son mémoire, rapporte bien six cas où les enfoncements se sont produits dans le cours d'un accouchement spontané, nous-même en avons observé un cas, mais il est bien certain que ces faits sont rares, et l'on en comprend aisément la raison. Dans ces conditions, en effet, la tête fœtale garde sa mobilité, son *entière et complète élasticité* qui lui permettent de se soustraire en quelque sorte, de se dérober dans une certaine mesure aux pressions qu'elle subit ; au contraire, lorsqu'elle est saisie, comprimée, enserrée par les *cuillers rigides d'un forceps à branches croisées*, elle offre une résistance fixe, constante, invariable, et il devient impossible à l'élasticité de s'effectuer dans sa totalité et à son maximum, c'est-à-dire jusque dans ces dernières limites ; dans ces conditions, le traumatisme se produira plus tôt et plus facilement. Mais il y a plus encore : si le diamètre suivant lequel est saisie la tête fœtale diminue, le diamètre perpendiculaire à la prise augmente, au contraire. On comprend alors comment les tractions et surtout *le mouvement de rotation* (*toujours tenté trop tôt*), en venant mettre ce diamètre agrandi en rapport avec le plus petit diamètre du bassin pourra produire sur une portion du crâne un enfoncement.

C'est en effet pendant qu'on essaie de produire le mouvement de rotation de la tête transversalement placée dans l'excavation qu'on produit le plus souvent le traumatisme ; dans ces conditions une *portion du frontal*, la bosse coronale, vient heurter, butter contre la saillie du sacrum, et l'enfoncement se produit : ceci nous explique pourquoi la lésion siège sur une portion du pariétal toujours invariable, et nous fait comprendre la nécessité de ne faire exécuter à la tête un mouvement de rotation que progressivement et après son passage à travers le rétrécissement, alors qu'elle repose sur le plancher périnéal.

Nous n'acceptons donc pas l'opinion de Myrbeck, qui prétend que si le détroit supérieur est peu vicié, la tête étant en situation diagonale, il y aura dépression du pariétal, et que si le détroit supérieur est très vicié, la tête étant dans une situation transversale, il y aura dépression du frontal. On sait que, lorsque le bassin est aplati d'avant en arrière, la tête est toujours en situation transversale, et qu'elle exécute pendant le travail un degré de déflexion plus ou moins marqué suivant le degré du rétrécissement. Dans cette situation, ce n'est pas le pariétal qui s'enfoncera, mais bien la bosse frontale au moment où elle viendra se mettre en rapport avec la colonne formée par la saillie des vertèbres sacrées, si bien qu'on peut dire que dans le cas où l'enfoncement ne siégera pas sur le frontal, il faudra en chercher la cause autre part, et incriminer le plus souvent l'instrumentation ou un état particulier du bassin. Nous voulons faire allusion aux cas rapportés par Danyau et Kilian, où l'enfoncement avait été produit par des exostoses du bassin par les épines sciatiques ou les épines ilio-pectinées ; n'ayant pas observé des pareils faits, nous nous contenterons de les signaler.

Si le siège des enfoncements est constant, il n'en est pas de même de leur étendue et de leur degré de profondeur.

Le minimum du traumatisme est constitué, comme dit Stoltz, par l'état parcheminé des téguments, puis vient le sillon, qui est le premier degré de l'enfoncement ; lorsque celui-ci est plus prononcé, on a la dépression ou véritable enfoncement, accompagné ou non de fractures ; ces dépressions ont des contours irréguliers, formant une circonférence polygonale avec un diamètre de trois à six centimètres.

Lorsque l'enfoncement est prononcé, il se présente comme une dépression *en forme de cuiller*, et dans ce cas, rien ne peut rendre l'aspect de ces fœtus à figure asymétrique, et dont une portion du crâne paraît avoir été enlevée à l'évidoir ; ajoutons encore, pour compléter le tableau, qu'il s'y joint souvent de l'*exophthalmie* du côté de l'enfoncement.

Les enfoncements observés sur le crâne du fœtus, soit après un accouchement spontané, soit après un accouchement ayant nécessité l'emploi du forceps, sont-ils toujours accompagnés de fractures ? C'est là un point que nous devons examiner avec d'autant plus de soin qu'il a été diversement jugé par les auteurs. Les uns prétendent, avec Danyau, qu'il n'y a pas de dépression un peu marquée qui ne soit accompagnée de fracture de la table interne de l'os ; les autres affirment, avec Pajot (1), que l'os est assez flexible et élastique pour se plier sans se rompre : le fait est probable, mais nous devons dire que, dans les cas qu'il nous a été donné d'observer, nous avons toujours constaté à l'autopsie la présence de fissures et de fêlures.

Les fractures qui accompagnent les enfoncements sont généralement multiples, irrégulières et irradiées, suivant le plus souvent la direction des fibres osseuses, mais pouvant aussi parfois former une véritable brisure perpendiculaire à la direction des travées osseuses ; parfois il y a un véritable éclatement, et l'on constate une série de fissures

(1) Pajot, Thèse d'agrégation, 1853.

radiées partant du point le plus profondément enfoncé pour aboutir à la circonférence, à la limite de la dépression; cette portion ainsi pliée offre parfois une fracture transversale qui semble avoir arrêté la prolongation des fissures radiées.

Le plus souvent donc, pour ne pas dire toujours, les enfoncements observés sur le crâne des fœtus sont accompagnés de fractures qui intéressent la table interne et la table externe de l'os au même niveau; il arrive pourtant qu'*une seule des tables se trouve fracturée*, et, dans ces cas, c'est la table interne qui a cédé la première, non pas parce qu'elle est la plus fragile, comme on le disait, mais parce que *la fracture commence toujours sur la partie de l'extension et non de la compression.*

Il peut être démontré par l'expérience qu'une violence appliquée sur la face interne du crâne peut produire une fracture de la table externe seule, sans que l'interne soit intéressée en aucune façon; on sait en effet qu'un bâton courbé sur le genou commence à se briser au point opposé à celui sur lequel le genou est appuyé, la fracture commençant en vertu de cette loi que, lorsqu'une pression est faite sur un corps, elle fait sentir d'abord ses effets dans la ligne de l'extension; de même, un choc se faisant sentir sur la voûte du crâne, s'il est insuffisant pour faire une fracture complète, mais s'il déprime cependant assez l'os pour le fracturer partiellement, la solution de continuité sera toujours sur la table interne, en regard de la partie frappée.

Nous pouvons donc conclure que tout enfoncement un peu notable est toujours accompagné de fracture, et que la fracture, lorsqu'elle est isolée, siège sur la table interne, et que s'il y a fracture de la table externe il y a nécessairement d'une façon concomitante fracture de la table interne.

Lorsqu'il y a fracture des tables interne et externe, la solution de continuité ne présente pas le même aspect; la fracture intéressant la table interne présente toujours un certain degré d'écartement, tandis que celle qui intéresse la table externe offre plutôt un certain degré de pénétration qui peut la faire passer inaperçue au premier abord.

Que l'accouchement se termine spontanément on nécessite l'emploi du forceps, il est bien difficile ou plutôt impossible de prévoir la production d'un enfoncement du crâne; pourtant, dans les cas où l'on a recours au forceps, on pourra parfois soupçonner et même reconnaître la production d'une pareille lésion avant l'expulsion du fœtus; en effet, pendant les tractions exercées par le forceps pour vaincre la résistance offerte par le bassin rétréci, on sentira à un moment donné, sous l'influence des efforts, la tête jusqu'alors arrêtée et solidement fixée, *descendre brusquement* et *arriver d'un coup* jusque sur le plancher périnéal; la descente est si brusque, si soudaine, qu'il semble tout d'abord que le forceps a dérapé; le toucher pratiqué à ce moment vient relever une pareille méprise.

Si la tête a franchi si brusquement le rétrécissement, cela tient à une réduction spontanée et partielle de son volume, réduction qui est le fait de la production d'un enfoncement; parfois enfin on a la sensation, au moment où l'enfoncement se produit, d'un véritable craquement qui pourrait faire croire à une disjonction ou à un arrachement de la symphise pubienne; cette sensation de craquement, *perçue par la main* qui exerce les tractions sur le forceps, pourrait enfin, d'après certains auteurs, être accompagnée d'une véritable crépitation *perçue par l'oreille*; c'est là, croyons-nous, un phénomène des plus rares, que nous n'avons jamais constaté, tandis que nous avons très bien perçu non seulement la sensation d'une résistance brusquement vaincue, mais encore celle d'un craquement, d'un effondrement au moment où se produisait l'enfoncement.

Une fois l'enfoncement produit que va-t-il devenir? quel va être le sort de l'enfant? Tout va dépendre du degré de l'intensité de la lésion ; les terminaisons seront les suivantes :

1° Survie de l'enfant avec ou sans disparition de l'enfoncement;

2° Mort de l'enfant dans les jours qui suivent l'accouchement;

3° Mort immédiate de l'enfant.

La survie de l'enfant, avec la disparition graduelle et spontanée de l'enfoncement, *constitue les cas les plus nombreux*, probablement parce que les cas où l'enfoncement est peu marqué, accompagné seulement de fracture de la table interne, sont les plus fréquemment observés ; il suffit, en effet, dans l'immense majorité des cas, qu'une petite portion du frontal se déprime, s'enfonce un peu pour que l'accouchement se fasse ; la lésion n'est pas alors suffisante pour porter atteinte à la vie du fœtus ; on voit alors, dans les jours qui suivent l'accouchement, la cavité se combler par le *relèvement graduel de l'os*, et, au bout de huit ou dix jours en moyenne, c'est à peine si on pourrait reconnaître l'existence de la lésion; parfois cependant, le *relèvement n'estpas complet*, il subsiste une dépression qui ne compromet pas les jours de l'enfant, qui portera toute sa vie les stigmates d'un accouchement laborieux; on rencontre de ces cas, et les adultes qui sont ainsi affectés d'une pareille asymétrie cranienne, mettant obstacle ou arrêt dans le développement d'une partie du cerveau, sont le plus souvent des dégénérés, des idiots, ou sont frappés de crises épileptiformes.

Pour peu que l'enfoncement soit plus profond et plus étendu, il s'y joint des fractures multiples accompagnées de lésions du côté de la masse cérébrale, et d'épanchements; il pourra y avoir communication plus ou moins large entre l'épanchement extra-cranien, et la collection intérieure, d'où production rapide de méningite et de méningo-encéphalite; on devra, dans ces cas, surtout s'il existe des lésions du côté du cuir chevelu, redoubler de précautions antiseptiques, et mettre complètement à l'abri de l'air la plaie extérieure; enfin, dans quelques cas, le sang épanché paraît être venu de la superficie, et s'être répandu dans la calotte osseuse à travers les fentes qui traversent l'os fracturé.

On voit, en somme, combien le pronostic varie; il dépend surtout de l'existence de fissures, de fractures intéressant les deux tables de l'os, et de la production de la compression cérébrale.

Nous ne croyons pouvoir mieux faire, pour montrer la marche différente de ces traumatismes, que de rapporter ici trois observations *personnelles*, où l'on assiste à la production de lésions de plus en plus considérables, donnant une physionomie toute particulière, un cachet spécial à l'évolution de chacun de ces cas.

Observation I

La nommée Marie F..., enceinte pour la première fois, entre à la maternité de Lariboisière, dans le service de notre maître le professeur Pinard, au mois de mai 1883; elle a eu ses dernières règles le 8 août dernier, elle est donc à terme ou près du terme.

A l'examen on constate que cette femme est petite, le squelette est peu développé, mais il n'y a pas de courbures anormales du côté des membres inférieurs; le palper permet de reconnaître dans la cavité utérine l'existence d'un fœtus se présentant par le sommet en OIGT; la tête est peu engagée, le fœtus est vivant ainsi que le démontre l'auscultation; par le toucher on constate que cette femme est en travail, elle a du reste des douleurs depuis huit heures, le col est complètement effacé, la dilatation complète et la poche des eaux est rompue, on arrive en outre sur le promontoire, et sur les trois vertèbres sacrées; malgré des douleurs très vives et très énergiques, la tête descend très peu, et reste pour ainsi dire stationnaire pendant plus d'une heure; on se dispose à terminer l'accouchement par une application de forceps, lorsque, sous l'influence d'une contraction violente, la tête, franchissant le rétrécissement, arrive jusque sur le plancher pelvien; l'accouchement se termine bientôt par l'expulsion d'un enfant vivant du poids de 3160 grammes.

En examinant l'enfant après son expulsion, on constate, au niveau de la bosse coronaire gauche, la présence d'une dépression de la grandeur d'une pièce de 2 francs; cet enfoncement se présente plutôt sous la forme d'un méplat qui remplace la convexité offerte par le frontal; l'enfant ne paraît pas souffrir et tous les appareils fonctionnent normalement; le sein de la mère est pris régulièrement; on ne fait aucun traitement particulier; à partir du sixième jour qui suit l'accouchement, on voit la dépression s'effacer, se combler pour ainsi dire, et à la sortie de la femme, c'est-à-dire le dix-septième jour, c'est à peine si l'on pourrait trouver une différence entre les deux moitiés du frontal.

Observation II

Rétrécissement du bassin chez une primipare. — Application de forceps au détroit supérieur. — Extraction d'un enfant vivant du poids de 2750 grammes. — Enfoncement du frontal droit. — Mort subite de l'enfant trois jours après la naissance.

La nommée Louise Menet, âgée de vingt-cinq ans, entre à Lariboisière, dans le service du professeur Pinard, le 8 décembre 1883.

Cette femme est généralement d'une bonne santé, mais, étant enfant, elle a marché tard, sans pouvoir préciser l'époque exacte à laquelle elle a commencé à marcher.

Elle a eu ses dernières règles à la fin de février; elle paraît donc près du terme.

Cette femme présente tous les attributs du rachitisme, les membres inférieurs présentent sur toute leur longueur une courbure générale à convexité externe; rien d'anormal du côté du thorax et de la colonne vertébrale ; légère asymétrie faciale avec saillie des bosses coronaires, pas d'altérations dentaires.

Au palper on constate que la tête du fœtus, mobile au-dessus du détroit supérieur, est en position droite, variété transversale, ce défaut d'engagement est déterminé par un rétrécissement du bassin; on arrive en effet facilement par le toucher sur le promontoire; mais il y a au-dessous de lui un faux promontoire formé par la deuxième vertèbre sacrée; on se trouve donc en face d'un rétrécissement canaliculé, le diamètre promonto-sous-pubien mesure 88 millimètres.

Le col est complètement effacé, la dilatation grande comme une pièce de 5 francs, poche des eaux intacte; à six heures du matin la dilatation étant complète, on rompt la poche des eaux, la tête est amorcée, mais ne peut s'engager davantage; à sept heures, je fais une application de forceps, la tête étant au détroit supérieur; j'introduis la branche droite la première et je la place directement en arrière, la branche gauche est ensuite introduite et placée assez facilement, directement en avant en lui faisant décrire un double mouvement de spire; elle se trouve introduite beaucoup plus profondément que la branche droite; après l'avoir attirée légèrement en dehors, je décroise et j'articule les deux branches.

Les tractions sont faites d'une façon continue et soutenue, mais ne sont pas très vigoureuses; bientôt je ressens un ressaut considérable qui me fait croire à la production d'un enfoncement, la tête se trouve alors sur le plancher périnéal, et est extraite assez rapidement; l'enfant du poids de 2750 grammes est vivant, mais il présente sur le frontal du côté droit un enfoncement en godet assez considérable, de la largeur d'une pièce de 5 francs, limité en haut par la suture fronto-pariétale droite; il ne paraît pas y avoir de fracture de la table externe qui paraît plutôt pliée.

L'enfant paraît bien portant, il pousse des cris vigoureux et ne présente nulle part de parésie, ni de contractures.

Délivrance naturelle, suites de couches physiologiques.

			centim.
Principaux diamètres de la tête du fœtus :		O.F.	12
—	—	O.M.	13 1/2
—	—	B.P.	8 1/2
—	—	B.T.	7
—	—	S.O.B.	9

Le 10 décembre l'enfoncement paraît un peu moins marqué, mais l'enfant prend difficilement le sein.

Le 11 décembre, l'enfant qui avait été placé vingt-quatre heures dans la couveuse prend le sein plus volontiers, le soir à sept heures on lui donne le sein, et on le replace dans son berceau, mais il meurt presque subitement une demi-heure après, sans avoir présenté ni convulsion, ni contractures.

Autopsie. — L'enfoncement siège sur le frontal droit; il mesure 4 centimètres transversalement, et 3 1/2 longitudinalement; il est limité en arrière par la suture fronto-pariétale, en dedans par la médio-frontale, en bas par l'arcade sourcilière; le point le plus déprimé correspond à la bosse frontale.

Après avoir enlevé le cuir chevelu, on constate que le tissu cellulaire épicranien est infiltré de sérosité sanguinolente, surtout au niveau de la dépression, l'os lui-même présente un état congestif plus marqué que celui du côté opposé.

Dans les points A, B, C, existent des éclats, surtout au point A, où l'écartement mesure au niveau du bord interne de l'os, dans son point le plus large, 4 millimètres; la dépression est beaucoup plus apparente lorsque l'os n'est recouvert que de son périoste, l'arrière-fond forme un croissant dont la concavité est dirigée en avant et en de-

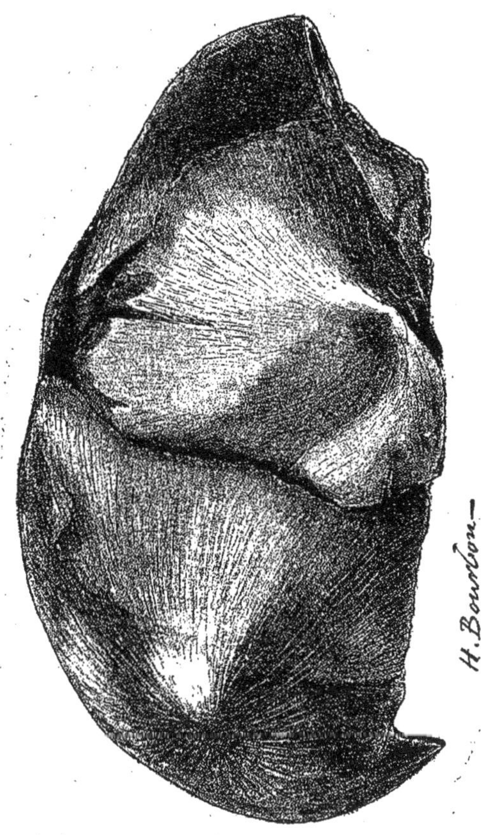

hors, le bord interne du frontal est soulevé et forme un relief d'autant plus marqué que l'on se rapproche de la fontanelle antérieure, le bord postérieur est déprimé,

(1) Nous adressons à M. H. Bourbon, à qui nous devons ce dessin, tous nos remercîments et toutes nos félicitations.

et le bord du pariétal chevauche au-dessus de lui.

D'une façon générale, l'angle supérieur est fortement soulevé, et tend la membrane de la fontanelle antérieure.

Au niveau de la bosse frontale, après avoir décollé le périoste on trouve plusieurs petites fissures.

La boîte cranienne étant enlevée, on trouve à sa face interne une dure-mère qui n'est point congestionnée outre mesure, et qui se laisse détacher assez facilement. Dans le point correspondant à la dépression existe une saillie longitudinale sous forme de crête étendue, légèrement coudée; au niveau de la partie inférieure du dos d'âne qu'elle forme existe une fissure osseuse n'intéressant que la table interne de l'os.

L'éclat A correspond à une véritable fracture des deux tables.

Il existe une congestion marquée des vaisseaux de la pie-mère, surtout du côté droit correspondant à la lésion, mais nous devons dire que la tête reposait de ce côté après la mort de l'enfant.

Les circonvolutions présentent au niveau du lobe frontal droit un aplatissement, une dépression des plus manifestes, tandis que la 1re et la 3e frontale sont saillantes comme de l'autre côté; la 2e, plus particulièrement dans ses deux tiers supérieurs est affaissée; les méninges, finement vascularisées, ne présentent ni adhérence, ni épaississement anormal; pas d'épanchement à la bosse, ni du côté du bulbe, ni dans les ventricules.

Vascularisation intense dans tout le lobe droit du cerveau, mais à l'œil nu il n'existe aucune modification de la couche corticale des circonvolutions correspondantes à la partie déprimée.

A l'ouverture du thorax, on ne constate aucun épanchement dans le péritoine, la plèvre ou le péricarde.

Les poumons sont dilatés, remplis d'air et surnagent au-dessus de l'eau ; le larynx, la trachée, les bronches sont dans un état normal et ne renferment pas de lait, qui aurait pu pénétrer dans les voies respiratoires à la suite d'une régurgitation.

Le cœur ne présente aucune lésion, ni aucun vice de conformation, les cavités cardiaques, les valvules et les différents gros vaisseaux sont régulièrement développés et complètement sains.

Ne trouvant aucune lésion, on ne peut guère expliquer la mort de cet enfant que par la compression cérébrale, causée par l'enfoncement.

Observation III

Grossesse à terme chez une femme enceinte pour la 2e fois. — Fœtus en OIGT. — Rétrécissement du bassin. — Application de forceps au niveau du détroit supérieur. — Enfoncement avec fracture de toute la partie gauche du frontal. — Extraction d'un enfant du poids de 3200 grammes, ne donnant aucun signe de vie. — Redressement de l'enfoncement. — Enfant survivant.

La nommée Louise Arnold, 30, rue Chaptal, âgée de vingt-neuf ans, entre le 15 septembre 1885, à Lariboisière, dans le service du professeur Pinard, alors suppléé par le Dr Bar.

Cette femme a été frappée par le rachitisme dans son enfance ; elle a commencé à marcher vers un an, mais a bientôt été obligée de garder le lit. A deux ans, elle ne pouvait plus marcher pendant près d'une année.

Enceinte une première fois, il y a deux ans, elle est accouchée à terme au moyen du forceps : le fœtus était mort ou est mort pendant l'opération.

Devenue enceinte une deuxième fois, elle a vu ses dernières règles le 29 novembre; pas d'accidents pendant la grossesse.

Bassin rétréci, canaliculé, mesurant 87 millimètres de promonto-sous-pubien.

La tête du fœtus est en bas en OIGT, nullement engagée; à neuf heures du soir, la dilatation est complète; on rompt artificiellement les membranes, et on presse à travers la paroi abdominale sur la tête pour la forcer à s'engager; écoulement du liquide amniotique qui est verdâtre.

A onze heures, la tête, légèrement amorcée, ne s'engageait pas davantage, et le fœtus souffre, comme l'indique l'auscultation; je fais une application de forceps en introduisant d'abord la branche gauche directement en arrière; après l'introduction et le placement de la branche droite, j'articule, et je tire en *faisant exécuter à ce moment* un léger mouvement de rotation à la tête qui descend peu ou presque pas; en augmentant les tractions, la tête tourne davantage, et après avoir ressenti un ressaut considérable la tête apparaît à la vulve.

Le ressaut avait été si considérable que j'avais cru tout d'abord que le forceps avait dérapé; il n'en n'était rien, la prise était régulière, les deux cuillers portent aux extrémités du diamètre bipariétal, seulement il existait un enfoncement considérable de toute la partie gauche du frontal.

			centim.
Principaux diamètres	de la tête fœtale :	O.F.	11 1/2
—	—	O.M.	12 1/2
—	—	B.P.	9
—	—	B.T.	8
—	—	S.O.B.	10

Délivrance normale, suites de couches physiologiques.

Examen et état de l'enfant. — Enfant bien constitué, du poids de 3200 grammes, mais ne donnant *aucun signe de vie* ; on ne peut le ranimer par les moyens mis en usage en pareil cas.

Il existe, sur toute la moitié gauche du frontal, un enfoncement plus grand qu'une pièce de 5 francs ; la dépression en godet, en forme de cuiller, est assez régulière, le maximum de la dépression correspond à la bosse frontale ; sa profondeur va régulièrement en augmentant de la périphérie au centre, et atteint au niveau du centre les dimension de l'épaisseur d'un doigt. L'aspect de cet enfant, dont la face est asymétrique, est horrible ; il y a une exophthalmie très prononcée du côté gauche, la conjonctive est injectée et présente plusieurs ecchymoses ; le front est cabossé ; le bord supérieur du frontal du côté gauche chevauche sous le pariétal ; mais, en passant le doigt sur cette surface déprimée on trouve un état lisse, sans éclat ; le bord de cette large dépression forme un relief, une sorte de bourrelet, d'arête très saillante, mais il semble qu'il n'existe point de fractures de la table externe ; la table interne, au contraire, doit être brisée ; le crâne présente une certaine élasticité générale.

L'enfant est inanimé ; cependant, par l'insufflation, on produit deux ou trois pulsations cardiaques de loin en loin ; en raison de l'état d'inertie présentée par l'enfant, on ne peut rien constater ni du côté de la sensibilité, ni du côté de la motilité. Le fœtus est complètement inanimé et paraît mort, mais il semble que tous les accidents proviennent de l'enfoncement qui comprime le cerveau; en faisant cesser cette compression, en relevant l'os ainsi déprimé, on pourrait peut-être donner une chance de survie à l'enfant.

L'idée nous vint alors d'essayer de soulever la portion de l'os enfoncée en agissant sur la face interne du frontal; nous n'avons du reste aucun instrument spécial, comme un tire-fond, par exemple, pour agir sur la face externe, et il faut agir rapidement.

Nous faisons donc avec le bistouri une incision du cuir chevelu sur la suture fronto-pariétale gauche pour éviter le sinus longitudinal supérieur; l'incision est à cheval sur le frontal et le pariétal à trois centimètres de la fontanelle antérieure; elle mesure environ quatre centimètres; mettant à nu les deux bords du frontal et du pariétal, nous incisons longitudinalement un centimètre de la lame fibreuse qui réunit ces deux os, et nous introduisons par cette ouverture une sonde cannelée légèrement courbe; nous allons en râclant la table interne du frontal, soulever le point enfoncé en prenant un point d'appui sur le bord antérieur du pariétal correspondant et en agissant comme avec un levier; en cheminant lentement, *et en ne perdant jamais le contact de l'os*, on voit l'os se soulever et se redresser; la force employée a été très peu considérable, le frontal reprend sa forme première et la figure redevient symétrique; *dès ce moment* l'enfant commence à respirer, il pousse quelques cris et agite ses membres; l'exophthalmie est moins marquée; l'enfant est alors placé dans la couveuse.

A partir de ce moment, l'enfant continue à aller bien, et prend volontiers le sein ; la plaie est presque complètement réunie le troisième jour, mais il y a une ecchymose assez étendue au niveau de l'arcade orbitaire.

La mère et l'enfant quittent l'hôpital en bon état, mais l'enfant ne pousse que des cris très faibles.

Le 18 novembre, sur notre prière, la mère vient nous voir et nous donne les détails suivants :

L'enfant est en nourrice, il se porte bien, prend bien le sein, et augmente de poids ; la plaie est complètement cicatrisée ; les mouvements dans le bras gauche sont plus faibles et moins étendus qu'à droite et l'enfant ne pousse toujours pas de cris ; *on ne l'entend jamais*, dit la mère.

Nous revoyons l'enfant chez nous le 29 juillet 1885 ; *il a alors vingt-deux mois* ; c'est un bel enfant, vigoureux, marchant seul depuis le treizième mois ; *il cause, pousse des cris et paraît intelligent* ; on retrouve sur le cuir chevelu la trace de l'incision, au niveau de laquelle il n'y a pas de cheveux ; l'ossification est complète, la symétrie de la figure est parfaite et il serait impossible de reconnaître l'ancienne lésion ; le résultat a donc été des plus heureux.

Nous n'avons pu revoir l'enfant une autre fois. Ce n'est pas sans crainte que nous avons pratiqué cette opération qui, à notre connaissance, n'a jamais été tentée ; nous n'avons agi de cette façon qu'en raison de l'état de l'enfant sur lequel nous avions l'air de faire *une expérience cadavérique* ; on pourra blâmer notre hardiesse, mais le but que nous poursuivions et, jusque dans une certaine mesure, notre succès justifient notre manière de faire.

Nous n'avons trouvé dans la littérature obstétricale aucune observation semblable, cependant nous nous faisons un plaisir de rapporter entièrement une observation du docteur Tapret, qui a plus d'une analogie avec la nôtre, mais qui en diffère entièrement par le procédé employé pour relever l'enfoncement, et parer aux phénomènes de compression cérébrale; dans ce cas, par un procédé différent, le succès fut complet et rapide.

Fracture du crâne par application du forceps; phénomènes de compression sur les régions motrices cérébrales; relèvement des fragments; guérison immédiate.

Le 2 mars entre dans le service de mon cher maître, M. Millard, à l'hôpital Beaujon, salle Sainte-Hélène, une femme rachitique qui depuis deux jours est en travail. Les douleurs expulsives ne reviennent plus qu'à de longs intervalles et paraissent s'atténuer. Il y a vingt heures que la sage-femme qui devait l'accoucher a rompu la poche des eaux. La présentation est en occipito-iliaque gauche antérieure; mais la tête est à peine engagée, et le diamètre antéro-postérieur du bassin ne mesure pas plus de 8 cent. 1/4. L'accouchement ne paraît pas devoir se faire spontanément. L'interne de garde applique le forceps sans trop de difficulté. Après quelques minutes de traction énergique, l'opérateur a la sensation d'un affaissement brusque en même temps que le dégagement de la tête du fœtus s'opère. A partir de ce moment tout est vite terminé.

L'enfant reste quelques secondes dans une sorte d'état de mort apparente. On le plonge dans une bain de moutarde préparé à l'avance, et les efforts d'inspiration commencent.

Son cri est à peine perceptible, enroué, presque aphone. Le globe oculaire gauche fait une forte saillie sous les paupières entr'ouvertes. Toute la conjonctive bulbaire est infiltrée de sang. La figure est grimaçante; la moitié droite de la face est paralysée. Les membres supérieur et inférieur de ce côté sont animés de petits mouvements convulsifs intermittents. Dans l'intervalle d'ailleurs très court des convulsions, il nous paraît évident que le bras et la jambe sont plus flasques de ce même côté que du côté opposé. L'extrémité libre de la cuiller gauche du forceps, appuyant à faux sur la bosse fronto-pariétale (l'instrument n'embrassait pas exactement la tête du fœtus suivant le diamètre bipariétal, la branche gauche se rapprochait du vertex, et la branche droite était appliquée an niveau de l'oreille et très près du cou), les os, très durs, ont cédé en ce point. On constate, en effet, au-dessus de la bosse pariétale, un véritable enfoncement du crâne par fracture comminutive (embarrure), et non une dépression simple. Cet enfoncement commence sur le frontal, à deux centimètres environ au-dessus du diamètre occipito-frontal, et finit, sur le pariétal, à deux centimètres en arrière de la ligne auriculo-bregmatique. La suture médiane le limite en haut ; en bas il n'atteint pas les bosses pariétales. Le fragment postérieur du frontal, dirigé obliquement en haut et en arrière, chevauche sur le fragment antérieur du pariétal. (D'après le schéma pris sur l'enfant par mon ami M. Féré, l'enfoncement correspondrait à la partie postérieure des trois circonvolutions frontales, et au tiers moyen de la circonvolution frontale ascendante.) Un céphalématome s'est rapidement formé au niveau de cette embarrure.

Considérant l'enfant comme absolument perdu si l'on n'intervient pas rapidement pour faire cesser la compression, j'incise le péricrâne, puis je visse un tire-fond obliquement (pour éviter de toucher l'écorce cérébrale) dans le plus large fragment enfoncé, et je remonte les os à leur niveau normal sans grandes difficulté. Le sang du céphalématome s'écoule par la plaie faite pour l'introduction de l'instrument, et j'applique en ce point une cuirasse de collodion. L'enrouement, l'aphonie cessent immédiatement; le cri de l'enfant devient excellent, les convulsions ne se reproduisent plus; l'exophthalmie disparaît, et le lendemain on ne constate plus qu'un peu de paralysie faciale. Il est difficile de juger si l'affaiblissement musculaire existe encore à droite du côté des membres. Au bout de trois jours l'épanchement sous-conjonctival s'est résorbé. Toute trace de compression cérébrale s'est dissipée.

L'enfant tette bien, son état général est excellent. Nous n'avons plus à signaler que l'apparition, au cinquième jour, d'un abcès sur la partie latérale gauche du cou, et un autre petit abcès sanguin qui se montra deux jours après à la limite antérieure du collodion, c'est-à-dire en avant de la petite plaie du cuir chevelu. Ouverts, ces abcès guérissent rapidement.

Lorsqu'au bout de seize jours l'enfant quitte l'hôpital pour aller au Vésinet, la boîte cranienne a repris sa symétrie.

A sa naissance il pesait 3^k,290 ; à sa sortie 3^k,440.

Cette observation présente à la fois un intérêt scientifique et un intérêt pratique considérable. Avec un enfoncement violent des fragments le relèvement immédiat de ces fragments a pleinement réussi. On peut dire sans doute que l'opérateur, par le seul fait de l'enfoncement considérable coïncidant avec des accidents graves, avait été guidé. Cependant il avait eu en outre une indication nette et précise par la nature même des accidents. Le lecteur rconnaîtra qu'il existait chez cet enfant des symptômes de localisation cérébrale, confus si l'on veut, mais suffisants pour indiquer la conduite à suivre. La partie déprimée du crâne était, avec la partie postérieure du frontal, cette partie antérieure sous laquelle sont situées les centres moteurs de l'écorce cérébrale. Les convulsions et la paralysie du côté droit, l'abolition du cri, indiquaient bien que l'intégrité de ces parties était compromise. C'est là ce qui a permis une décision rapide, une opération judicieuse et un succès fort remarquable, dans un cas qui devait rapidement se terminer par la mort.

Ce cas vient à l'appui de la thèse que j'ai soutenue, à savoir que la nature des localisations cérébrales est déjà un guide précieux pour la pratique ; c'est pour cela que je me suis attaché à donner le *plus simplement* possible *la manière de s'en servir*, et non pas à lui faire remplacer toutes les indications de la trépanation, comme quelques critiques me le font dire bien gratuitement.

Ce cas est remarquable aussi en ce que les centres moteurs sont mal connus chez le nouveau-né, aussi cette observation contribuera certainement à éclairer leur histoire à cette période de la vie.

Nous nous associons entièrement aux réflexions qui suivent l'observation du docteur Tapret ; c'est aussi guidé par la nature des accidents que nous avons eu l'idée de redresser l'enfoncement, cause de la compression cérébrale.

Nous avons préféré, pour donner une chance de survie à l'enfant, recourir à un procédé inusité et hardi que de nous croiser les bras en assistant impassiblement à la mort de l'enfant.

Si l'on cherche ce que les auteurs conseillent de faire en pareils cas, on ne tarde pas à s'apercevoir que tous préfèrent l'expectation pure et simple à une intervention quelconque; souvent même elle n'est pas discutée; le professeur Pajot s'écrie : « On ne voit pas trop ce qu'il y aurait à faire autre chose que de combattre la congestion céphalique. »

Dans la *grande majorité des cas* en effet l'*expectation est la règle*, malgré le cas de mort que nous avons rapporté dans notre deuxième observation, mais nous devons nous demander si quelques *cas particuliers*, où l'enfoncement est considérable, la compression cérébrale évidente, ne réclament pas une intervention active, capable, en redressant la dépression, de faire cesser les phénomènes de compression qui vont entraîner fatalement et rapidement la mort de l'enfant; nous ne défendons pas quand même le procédé que nous avons employé, un autre est peut-être préférable, mais le but poursuivi doit être le même, à savoir relever, redresser la portion osseuse enfoncée, déprimée.

A cet effet quelques auteurs, Heister entre autres, conseillent, lorsque la dépression est considérable, et qu'il y a des accidents, de prendre un point d'appui sur la surface déprimée, et d'exercer ainsi des tractions; ces tractions seraient exercées par le moyen d'emplâtre agglutinatif, d'une ventouse ou d'un tire-fond; l'emplâtre nous paraît un moyen bien primitif et bien incertain, la ventouse ne nous paraît guère pratique; cependant Keberlé a fait à ce sujet quelques expériences intéressantes sur des fœtus morts porteurs d'enfoncements; il a pu ainsi parvenir à relever la dépression, mais nous nous demandons si sur un fœtus vivant, on ne décollerait pas le péricrâne; l'emploi du tire-fond nous paraît préférable, à condition de l'*introduire très obliquement*, pour ne pas blesser le cerveau et avoir une prise plus solide, car les os de la voûte du crâne du fœtus sont peu résistants et ne présentent qu'une petite épaisseur; c'est à ce moyen qu'on a eu recours dans le cas rapporté dans l'observation du docteur Tapret; on sait qu'il a complètement réussi; nous préférons cependant le moyen que nous avons employé, qui a aussi un succès à son actif; il nous semble qu'en agissant par la face profonde, sur une surface plus étendue, on aura plus de chance de relever l'enfoncement; reste la crainte de l'hémorrhagie, de la blessure du cerveau et de l'inflammation des méninges.

Pour essayer d'éclaircir ce point, nous avons fait construire une sorte de sonde cannelée mousse et courbe présentant une largeur de un centimètre, et dans une série d'expériences faites sur des fœtus morts nous déterminions artificiellement des enfoncements; avec cette sonde cannelée, nous nous sommes rendu compte que l'on pouvait éviter de blesser l'encéphale en essayant de redresser un enfoncement siégeant sur une portion du frontal.

Deux faits ressortent de nos recherches cadavériques :

1° L'adhérence considérable de la dure-mère au niveau de la suture fronto-pariétale;

2° L'absence de toute adhérence de cette même dure-mère sur toute la face interne des frontaux.

Il résulte de ces faits qu'il sera impossible de conduire du côté du frontal une sonde cannelée introduite en arrière de la ligne d'adhérence fronto-pariétale, tandis qu'on pourra facilement cheminer entre la dure-mère et la table interne du frontal si la sonde est introduite *en avant* de cette ligne d'adhérence.

Nous avons donc procédé dans nos expériences de la façon suivante : Après avoir produit artificiellement un enfoncement sur une partie latérale du frontal, nous faisions, à trois centimètres du bord de la fontanelle antérieure, une incision à cheval sur la suture fronto-pariétale, qui était ainsi mise à découvert ; cela fait, nous nous *tenions le plus près possible du bord supérieur du frontal* ; il faut en effet, pour agir en avant de la ligne d'adhérence offerte par la dure-mère au niveau de la suture fronto-pariétale, s'éloigner le plus possible du pariétal, et ne plus quitter le bord du frontal ; *c'est en ce point, en grattant pour ainsi dire le rebord de l'os*, qu'on fera une petite incision perpendiculaire à la première ; l'incision faite, on introduira la sonde cannelée, en dirigeant la pointe vers l'enfoncement et en *ne perdant jamais le contact de la table interne du frontal* ; puis, prenant un point d'appui sur le rebord du pariétal, on agira en faisant levier pour relever la portion enfoncée.

Les résultats fournis par nos recherches cadavériques ont toujours été identiques ; nous avons toujours pu relever la portion du frontal enfoncée sans déterminer de lésion cérébrale ; dans aucune de nos expériences l'écorce grise du cerveau n'a été intéressée par le bec de notre instrument, et cela par la bonne raison que nous nous tenions toujours au-dessus d'elle ; en effet, le bec de la sonde cannelée *chemine constamment entre la face interne de l'os* et la *dure-mère* qui se décolle en formant une sorte de gaine protectrice.

Nous ne dirons qu'un mot de la question au point de vue médico-légal ; on en comprend seulement toute l'importance ; on sait qu'un enfoncement du frontal peut se produire dans un accouchement spontané, et que cet enfoncement peut causer la mort du fœtus ; on reconnaîtra la cause et la nature de cet enfoncement par son siège, par l'intégrité presque absolue du cuir chevelu, par l'existence d'une viciation pelvienne chez la femme ; au contraire dans un enfoncement de nature criminelle ou opératoire, le traumatisme sera toujours plus considérable, accompagné de lésions cutanées et superficielles et il siégera, sur des points multiples et variés de la voûte du crâne du fœtus.

Il nous semble difficile de tirer d'un seul cas des conclusions définitives ; nous nous croyons cependant autorisé à dire que *certains enfoncements* du crâne produits pendant l'accouchement, comportant un pronostic absolument fatal, réclament une intervention rapide et spéciale qui devra avoir pour but de redresser, de relever la portion osseuse déprimée, pour faire cesser les phénomènes de compression cérébrale qui causeraient la mort du fœtus.

On pourra, dans ces cas, se décider à agir, comme nous l'avons fait une fois ; mais on ne devra recourir à un tel moyen que dans des cas *absolument spéciaux*, ne laissant *aucune chance de vie à l'enfant* ; une telle intervention pourra très certainement être le seul moyen de rendre la vie au nouveau-né.

Hormis ces cas, *qui forment l'exception*, on devra confier à la nature le soin du redressement spontané de l'enfoncement.

7366-01. — Corbeil. Imprimerie Crété.

691-91. — CORBEIL. Imprimerie CRÉTÉ.

www.ingramcontent.com/pod-product-compliance
Ingram Content Group UK Ltd.
Pitfield, Milton Keynes, MK11 3LW, UK
UKHW021945260726
13994UKWH00004B/1537

9 782329 134918